AF240030

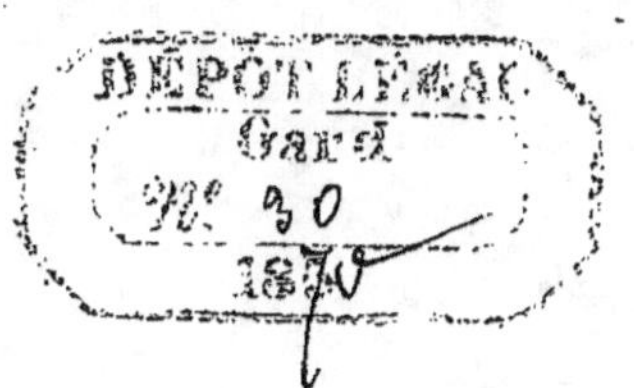

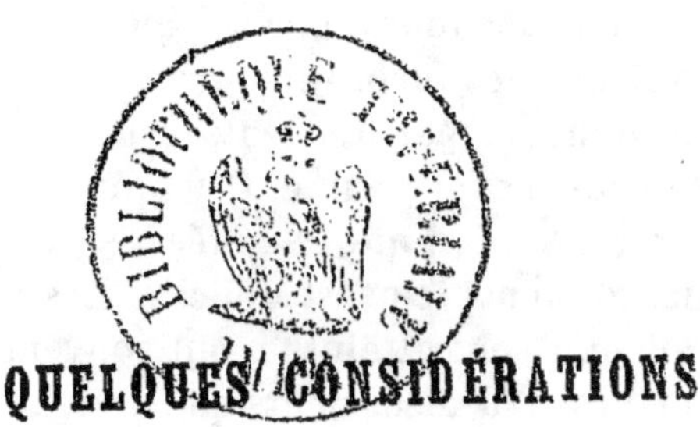

QUELQUES CONSIDÉRATIONS

SUR

LA DENTITION

AVANT-PROPOS

Chacun voit, tous les jours, par soi-même ou sur la personne de ses voisins, les inconvénients qui résultent d'une mauvaise dentition. Le mal de dents est redouté par tous comme une douleur insupportable. Ceux auxquels il manque des dents, ou qui n'en ont que de gâtées, savent combien la mastication des aliments leur est difficile. Les maux d'estomac dont beaucoup sont atteints n'ont souvent pas d'autre cause. C'est à leurs mauvaises dents qu'il faut aussi attribuer l'odeur repoussante qui se dégage de la bouche de certaines gens. La chute des dents produit dans certains cas une prononciation défectueuse, quelquefois ridicule. Enfin, que de visages gracieux deviennent presque laids quand les dents sont vilaines ou quand elles ne brillent plus que par leur absence ! Le rire, ce charme de la physionomie, n'est plus qu'une grimace !

Voilà un tableau bien lugubre de dangers auxquels on ne songe souvent que trop tard ; il est cependant d'une exactitude incontestable. Mais le lecteur sera rassuré s'il sait qu'il est facile de prévenir tous ces malheurs. Ils n'arrivent que quand on le veut bien ; et lorsque, par la négligence des intéressés, les accidents se sont produits, on peut y remédier.

C'est à guérir et surtout à prévenir ces accidents que tendent tous les efforts d'un véritable dentiste. La tâche n'est pas si facile qu'on le pense généralement. Elle exige des connaissances variées, une longue pratique, et, je dirai même, l'amour de son art. Élevé en quelque sorte dans le cabinet de mon père, j'ai appris et embrassé avec ardeur une profession dans l'exercice de laquelle il a gagné la confiance de tous les habitants de Colmar. Qu'il me soit permis de rendre hommage aussi à l'expérience et à l'habileté consommées de M. Ninck, chirurgien dentiste à Nice, qui, avec une bienveillance rare, a mis son gendre au courant de tous les progrès accomplis et des découvertes importantes qu'il a faites lui-même dans l'art dentaire.

C'est avec d'aussi sérieuses garanties, c'est sous le patronage de ces maîtres habiles, que je viens offrir mon concours aux habitants de la ville de Nimes.

Rien n'est plus délicat que notre appareil dentaire; il est bon que chacun exerce à ce sujet, pour soi-même, pour ses enfants, une surveillance constante. Mais, dans beaucoup de cas, il est nécessaire d'avoir recours au dentiste. Les quelques pages qui vont suivre ont pour but d'indiquer les précautions que toute personne doit prendre, ainsi que les différentes occasions où l'intervention du praticien est indispensable. Ceux qui me feront l'honneur de lire ces lignes y trouveront des notions utiles sur les procédés et les matières que j'emploie; ils pourront se convaincre que ces procédés sont simples, naturels, et que les matières sont complètement inoffensives tout en présentant les meilleures conditions d'une longue durée.

Visite de la bouche.

Le dentiste consciencieux ne saurait trop conseiller à ses clients de se faire visiter la bouche tous les deux mois au moins, pour que l'on puisse passer un examen sérieux des dents et des gencives. Dans cet espace de temps, il peut s'être déclarée quelque carie ou quelque altération des gencives, sans que la personne s'en soit aperçue ou ait ressenti la moindre douleur indiquant la présence de l'un ou l'autre mal (1). C'est un moyen d'éviter ces terribles maux de dents qui amènent des nuits sans sommeil et vous abattent quelquefois autant qu'une maladie d'une gravité plus grande.

Si le dentiste, en examinant la bouche de son client, remarque qu'elle nécessite quelque soin, il l'en prévient. Dans le cas, qui se présente fréquemment, où, au contraire, la bouche du client ne réclame aucune opération, il a la satisfaction de s'être acquitté d'une visite qui aurait pu être plus urgente et il est sûr de pouvoir attendre environ deux mois encore avant de se soumettre à un nouvel examen ; mais il ne faudrait pas dépasser ce laps de temps.

On a plusieurs avantages notables à suivre ce principe. En effet, supposons que d'une visite à l'autre il se déclare une carie, n'importe à quelle dent. Le mal ne pourra pas faire de grands ravages jusqu'à la prochaine inspection du dentiste qui, le prenant à son début, le combattra avec succès. Si c'est une carie ordinaire (2) peu prononcée, il peut presque toujours l'enlever. Quand elle est un peu plus avancée, il lui reste la faculté de l'obturer sans éveiller la moindre douleur. Si c'est une carie interne (3), elle a dû sans miner beaucoup la couronne atteindre l'émail et signaler ainsi sa présence : la dent peut aussi, dans ce cas, être obturée en toute sécurité.

---

(1) Maury dit, dans son traité de l'art du dentiste : La carie des dents est si commune, que peu de personnes, même dans la jeunesse et avec la meilleure santé, en sont tout à fait exemptes.

(2) Ces caries commencent à se former sur les parois extérieures de l'émail.

(3) Ces caries viennent de l'intérieur à l'extérieur des dents. Elles peuvent se déclarer d'un jour à l'autre, mais l'œil exercé du dentiste peut en constater l'existence longtemps avant qu'elles aient décomposé l'émail.

Le dentiste a quelquefois à constater sur les dents la formation d'une substance très-nuisible qu'on appelle *tartre*; il ne négligera pas de l'enlever aussitôt. Les gencives demandent souvent des soins immédiats : le dentiste en dirigera l'application, il saura ordonner ce qui est nécessaire pour détruire le mal.

Il n'est pas besoin de s'étendre davantage pour montrer l'intérêt que tout le monde trouvera en s'astreignant à une visite périodique de la bouche. On évitera ainsi de pénibles souffrances et la perte prématurée des dents.

Hygiène de la bouche.

On ne doit pas, pour se soigner les dents, attendre qu'elles soient gâtées ou qu'elles vous fassent souffrir; elles demandent un entretien constant. Les soins qu'il faut prendre sont d'ailleurs fort simples : il suffit de se frotter les dents chaque jour avec une brosse douce trempée dans une eau dentifrice ou chargée d'une petite quantité de poudre préparée à cet effet, et de se rincer la bouche ensuite. Il est bon d'accomplir ce détail de toilette le matin, afin d'enlever le limon tartreux qui se dépose sur les dents pendant la nuit. On peut n'employer la poudre que tous les deux ou trois jours, mais les personnes dont les dents sont fortement sujettes au dépôt de tartre doivent s'en servir tous les jours. Évitez l'emploi des poudres ou des élixirs acidulés.

On ne doit pas négliger non plus, après les repas, d'enlever les particules alimentaires qui peuvent s'être introduites entre les dents. Servez-vous pour cette opération de cure-dents en plume ou en bois; gardez-vous d'employer des cure-dents en métal, des épingles ou des aiguilles; ces pointes piquent l'émail et occasionnent des caries.

Extraction.

L'extraction des dents, que l'on pratique si souvent, n'est pas aussi aisée que beaucoup de personnes le croient; il faut, pour s'en acquitter convenablement, des notions spéciales d'anatomie, une grande dextérité et de la prudence. Ces qualités se trouvent rarement réunies chez les gens qu'on appelle arracheurs de dents. Ils tentent fréquemment des opérations difficiles qu'ils ne peuvent mener à bonne fin et font beaucoup trop souffrir le patient.

L'extraction d'une dent est forcément douloureuse, il faut en convenir. Aussi, le dentiste consciencieux ne s'y résout que dans les cas urgents, et s'il est habile, la dent est arrachée avec une telle rapidité que la souffrance est de bien courte durée. On a vu des charlatans au contraire s'acharner pendant un quart d'heure après une misérable dent qu'un bon chirurgien aurait enlevée en un instant; d'autres vont jusqu'à fracturer l'alvéole et même la mâchoire, et quelquefois arrachent une bonne dent pour une mauvaise. C'est pourquoi on ne saurait trop recommander à tout le monde de s'adresser, non à ces sortes de dentistes improvisés *qui arrachent et posent les dents à l'instar de Paris*, mais à un véritable chirurgien-dentiste, dont la prudence et l'habileté aient été reconnues par des gens compétents. C'est là aussi que doivent se présenter les indigents qui souffrent des dents au lieu d'aller chez les barbiers ou près des charlatans; le chirurgien ne refusera certainement pas de les opérer gratuitement.

Comme je l'ai déjà dit, on ne doit extraire les dents que dans les cas urgents; parce qu'elles vous font un peu souffrir, ce n'est pas une raison pour vous les faire arracher.

Je citerai l'opinion émise par Désirabode : « L'extraction d'une dent, qui constitue malheureusement pour bien des personnes un fait indifférent, doit être, pour le dentiste jaloux du bien public autant que de sa propre réputation, une opération qu'il ne doit pratiquer qu'à la dernière extrémité, c'est-à-dire quand il y a nécessité absolue. »

Mais lorsque cette nécessité absolue se présente, ne vaut-il pas mieux braver une douleur passagère que de garder une dent qui gâtera les autres ? Il ne faut pas hésiter pour se débarrasser des dents atteintes d'inflammation périostique ou de suppuration chronique ; elles produisent nécessairement de grandes souffrances, nécrosent les maxillaires, percent les joues, etc. Ces accidents n'arrivent, il est vrai, qu'aux personnes qui négligent complètement leurs dents ou que la peur empêche de se faire arracher des dents tout à fait gâtées. La crainte de la douleur doit cependant disparaître, maintenant qu'un nouveau procédé permet d'endormir les gens pendant l'opération au moyen du protoxyde d'azote.

Protoxyde d'azote.

Ce gaz, appelé aussi hilariant à cause du rire qu'il provoque chez les personnes qui le respirent, est un agent qui produit au bout de quelques secondes (quarante, cinquante, quatre-vingts au plus), une anestésie entière. L'insensibilité dure deux ou trois minutes ; on peut pendant ce temps exécuter toute espèce d'opérations sans que le patient ressente la moindre douleur. Le réveil s'effectue naturellement, sans laisser subsister le plus léger abattement ni le plus petit malaise. On emploie avec un plein succès le protoxyde d'azote pour l'extraction des dents, l'ouverture des abcès, etc. Je ne parlerai pas de sa préparation ; que l'on sache seulement qu'il est sans danger aucun. Les personnes qui redoutent la douleur d'une extraction de dent ou de toute autre opération de courte durée peuvent en toute sécurité se faire endormir au moyen de cet agent anestésique. Il est nécessaire pourtant que l'opérateur connaisse parfaitement sa préparation et son emploi. Les nombreuses opérations que j'ai exécutées avec l'aide du protoxyde d'azote chez mon père et chez mon beau-père ont toutes donné les résultats les plus satisfaisants.

De la guérison des dents.

Quand un client vient me trouver pour se faire extraire une dent, l'examen scrupuleux de cette dent me laisse quelquefois l'espoir de la guérir et de faire disparaître la douleur dont la personne se plaint. J'introduis alors dans la cavité un des divers pansements que je compose et dont j'ai soigneusement étudié l'application. Ce pansement, qui agit lentement, calme les douleurs les plus vives, il détruit la pulpe et cautérise le nerf dentaire. Par cette cautérisation, la dent, rendue insensible, peut être obturée et durer indéfiniment. Tels sont les résultats que j'ai obtenus avec toutes les dents dont j'avais entrepris la guérison.

On ne peut pas préciser combien il faut de temps pour cautériser le nerf dentaire, ni combien de fois il est besoin de renouveler le pansement ; toujours est-il qu'ordinairement deux ou trois suffisent. C'est donc une erreur de croire que toute dent cariée et douloureuse nécessite l'extraction ; on peut souvent la sauver, c'est ce que chacun doit chercher.

De l'obturation ou plombage.

L'obturation des dents est aussi difficile qu'importante. Elle consiste a arrêter les progrès de la carie en introduisant des corps étrangers dans les dents qui en sont atteintes.

La première condition qu'exige l'obturation d'une dent, c'est son insensibilité absolue : il faut qu'en la creusant avec un cure-dent ou un excavateur (instrument qui sert à enlever la carie), on ne cause aucune douleur. La carie doit être dès le principe complètement enlevée. C'est une précaution essentielle que beaucoup de dentistes négligent, et alors la carie continue son action destructive sous le plombage ; celui-ci se détache et finit par tomber. Un dentiste qui prend l'intérêt de son client ne consentira jamais à lui obturer une dent qui lui fait mal : son devoir est de cautériser d'abord le nerf dentaire, l'obturation se fera ensuite.

Une dent obturée dans de bonnes conditions dure indéfiniment tout aussi bien qu'une dent saine, et les progrès de la carie sont entièrement arrêtés.

Les matières généralement employées pour l'obturation des dents sont : les mastics d'argent, le ciment blanc et l'or ; ces deux dernières substances sont préférables. L'or, on le sait, ne change jamais de nuance et ne s'oxyde pas plus dans la bouche qu'à l'air libre ; la dent aurifiée garde donc toujours sa couleur naturelle. Le ciment blanc s'emploie très-avantageusement pour l'obturation des dents de devant parce qu'il n'en altère pas la nuance comme les mastics d'argent : ceux-ci rendent toujours les dents noires. Le ciment blanc acquiert au contraire la teinte naturelle, si bien qu'on distingue difficilement des autres dents celles que l'on a obturées avec cette substance.

Des redressements.

On appelle redressement l'opération qui a pour but de ramener dans leur alignement de l'arcade dentaire les dents déplacées ou déjetées. Ces accidents arrivent fréquemment chez les jeunes gens si leur bouche n'a pas été soumise à l'examen du dentiste pendant la chute des dents temporaires dites de lait, et l'éruption de la seconde dentition dite permanente. Ce phénomène s'accomplit à l'âge de six à quatorze ans. Il faut donc présenter les enfants à l'examen du dentiste dès leur sixième année. Celui-ci, qui connaît parfaitement le travail qui se produit chez l'enfant, guide l'évolution des secondes dents; cette direction est nécessaire parce que la deuxième dentition se fait rarement d'une manière régulière.

Mais c'est à l'âge où les enfants, commençant à se déveloper, auraient le plus besoin de rester sous la surveillance de leurs parents, qu'on est obligé souvent de les placer dans des pensions éloignées où on ne peut leur faire que de rares visites. Les parents, se fiant aux promesses qu'on leur a faites, croient que tous les soins sont prodigués à leurs enfants; parmi ceux que l'on néglige souvent, il faut citer les soins que réclament les dents. Lemaire dit à ce sujet: « Malheureusement un grand nombre de pensions ne répondent point aux vœux des pères et des mères de famille, qui trop souvent sont trompés par des promesses : aussi, n'est-il pas rare de voir des demoiselles de quatorze ou seize ans, ayant des têtes dignes du pinceau de Raphaël, avoir des dents qui font peur. »

« J'engage donc les mères, quand elles se séparent de leurs enfants pour les confier à des mains étrangères, à s'informer s'il y a un dentiste attaché à la maison où ils doivent être élevés. Un des premiers devoirs d'une institutrice ou d'un instituteur jaloux de mériter la confiance des parents est de faire choix d'un dentiste éclairé au lieu de se procurer à vil prix, comme cela se fait quelquefois, un barbare ignorant ne songeant qu'à arracher ce qu'il ne sait pas conserver. Le maître de pension prendra donc un bon chirurgien-dentiste, qui visitera la bouche de tous les élèves deux fois par mois. Cette précaution est indispensable, car si on ne surveille pas le développement des secondes dents, les enfants peuvent éprouver une foule de maux imprévus qui insensiblement affaiblissent et altèrent la constitution. »

Il arrive quelquefois qu'une dent de lait extraite avant son époque normale, sa voisine se déplace. L'éruption de la dent permanente étant favorisée, celle-ci, au lieu de prendre sa place régulière, se déjète; il se produit ce qu'on appelle une surdent. Pour ramener à leurs places respectives les dents déviées, on opère un redressement. Dans le cas contraire, c'est-à-dire si une dent tombe ou est extraite trop tard, il arrive que sa présence prolongée empêche le développement de celle qui devait la remplacer. La dent permanente ne poussant plus, quand la dent de lait tombera il y aura une brèche à son emplacement.

Il résulte souvent de cette disposition que les dents se desserrent par le développement des dernières molaires et comblent insensiblement le vide. Si la nature n'opère pas ce travail, on sera obligé d'avoir recours au dentiste; il fera disparaître la brèche en écartant par un redressement les dents qui en sont voisines.

Ces redressements ne s'appliquent guère que sur les jeunes gens n'ayant pas dépassé leur dix-huitième année. On est cependant parvenu à redresser les dents à des personnes de vingt-cinq ans; mais l'opération est naturellement beaucoup plus difficile. C'est dans l'exécution de ce travail que se reconnaît le talent d'un dentiste; c'est là que se manifeste la différence qui existe entre un bon chirurgien et les arracheurs de dents : ceux-ci sont aussi communs que celui-là est rare. Jamais ces soi-disant dentistes n'exécuteront avec succès des redressements difficiles et compliqués.

Pour que la nécessité de ces opérations délicates ne vienne pas se faire sentir chez les enfants, je conseille de nouveau aux parents de les faire visiter fréquemment par un praticien d'une habileté reconnue.

Prothèse dentaire.

La pose des dents comprend un grand nombre de procédés mécaniques qu'il est inutile de développer ici. Je me contenterai d'exposer quelques considérations qui donneront à mes lecteurs une idée claire de cette partie de l'art dentaire.

La perte d'une ou plusieurs dents est toujours, et sous différents rapports, une chose très-fâcheuse. La physionomie est souvent altérée, la prononciation devient difficile ou bizarre. La langue, qui frappait auparavant contre les dents, passe maintenant entre les brèches : il en résulte un jet continuel de salive extrêmement désagréable à toutes les personnes qu'on approche.

Au point de vue de la santé en général la perte des dents a souvent aussi une influence funeste. Beaucoup de maladies en effet sont dues à la manière imparfaite dont s'effectue la digestion. On sait que la digestion est subordonnée à la mastication et que l'estomac réclame une trituration complète des aliments. Si les dents n'ont pas pu s'acquitter de cette importante fonction, la digestion s'accomplit mal, les produits que l'estomac fournit aux intestins sont loin d'exercer un bon effet.

M. Oudet a vu décroître et finalement disparaître, par

suite de l'application d'un dentier, un grand nombre d'affections stomacales et intestinales contre lesquelles les ressources de la médecine étaient jusqu'alors restées impuissantes. C'est un fait que j'ai été à même de constater plusieurs fois chez les clients de mon père et de mon beau-père : MM. les docteurs en médecine prennent en grande considération la manière dont se fait la mastication chez les personnes atteintes d'affections des voies digestives ; ils ordonnent toujours la pose d'un dentier à celles qui n'ont que peu ou plus de dents.

On voit donc que le remplacement des dents n'est pas une simple affaire de coquetterie ; le plus souvent c'est la santé qui l'exige. Chacun sait cependant que toute personne défigurée par la chute des dents retire toujours quelques avantages physiques en les faisant remplacer. Cela suffit pour rendre l'aspect de la jeunesse à ceux que l'absence des dents faisaient paraître vieux avant l'âge.

Nous employons, suivant les cas, des dents naturelles ou des dents artificielles. Les secondes sont d'un usage plus fréquent. Les matières dont on se sert pour le montage des dents sont : l'or, le platine et la vulcainte. Cette dernière substance, si généralement usitée maintenant, a été appliquée pour la première fois en 1854 par mon beau-père, M. Ninck, chirurgien-dentiste à Nice, qui s'est distingué dans l'art dentaire par plusieurs inventions remarquables.

La vulcainte est de beaucoup supérieure à l'or et au platine, parce qu'elle est plus légère, plus douce aux gencives. Elle ne cause aucun dommage aux dents naturelles qui peuvent encore exister et auxquelles s'adapte le dentier ; elle n'a pas, comme le métal, l'inconvénient de transmettre le fluide galvanique ; enfin sa couleur imite celle des gencives, elle ne s'oxyde pas, ne s'altère jamais.

Les dents d'hippopotame (osanores), dont on faisait jadis un si fréquent emploi, sont encore usitées aujourd'hui. Mais cette sorte d'ivoire jaunit et donne au bout d'un certain temps une mauvaise haleine. Il faut la renouveler souvent, ce qui occasionne des dépenses continuelles.

Quoique tous les dentistes reconnaissent à présent la supériorité de la vulcainte, ils ne renoncent pas, et cela avec raison, à la pose des dents sur or, sur platine ou en hippopotame. Un procédé unique ne peut satisfaire en effet aux dispositions si diverses qu'affectent les bouches. Il y en a cependant qui, négligeant tout à fait ces considérations, ne se sont pas donné la peine d'étudier la fabrication des pièces en métal et emploient constamment la vulcainte.

Les dents se placent de différentes manières : à pivot, à crochets, à succion, et avec des ressorts. La dent à pivot, qui est la plus simple, est en même temps celle qui offre le plus d'avantages. Elle est très-solide et peut durer très-longtemps si la racine qui reçoit le pivot se trouve dans les conditions voulues.

Les dents à crochets sont, comme leur nom l'indique, fixées dans la bouche, avec des crochets, aux dents qui subsistent encore. Ces crochets sont toujours en or ou en vulcainte. Leur durée est très-longue quand ils sont bien ajustés aux dents, et au lieu de les fatiguer ou de les ébranler, ils leur servent pour ainsi dire de tuteurs.

Les pièces à succion s'adaptent sans pivots ni crochets. Elles parcourent toute la surface de la voûte palatine, et par le vide qui se produit dans la cuvette l'adhésion est parfaite. Ces sortes de pièces ne se font que pour les personnes qui ont encore un certain nombre de dents inférieures et dont la mâchoire supérieure ne présente plus aucun point d'attache.

Enfin les dents posées avec des ressorts se fixent sur les maxillaires ; ceux-ci par leur pression les maintiennent toujours à leur place. Ces dentiers sont employés pour les clients qui n'ont plus de dents ou qui n'en ont plus que quelques-unes n'offrant pas assez de solidité pour y adapter des crochets.

Ces explications succinctes montrent que l'on peut , dans tous les cas , et quel que soit l'état de la bouche , remplacer les dents qui manquent. Beaucoup de gens se figurent que la pose des dents est douloureuse ; rien n'est plus inexact. On croit aussi qu'elles finissent par dégager une mauvaise odeur, qu'elles ne tiennent pas , etc... Les personnes qui portent des pièces dentaires fabriquées par un bon dentiste ne partagent pas ces erreurs.

Les dents artificielles doivent, comme les dents naturelles, être entretenues avec le plus grand soin. Il faut les retirer tous les jours pour les brosser avec du savon-ponce ou une poudre quelconque afin d'enlever les particules alimentaires et le dépôt tartreux. On ne garde généralement pas le dentier pendant la nuit, on le place dans un verre d'eau et on le brosse soigneusement avant de le reprendre. Avec ces précautions les dents artificielles ne donneront jamais une odeur désagréable.

Nimes. — Typ. Clavel-Ballivet et Cⁱᵉ.